# DE L'HERPÈS CIRCINÉ

## ET DE L'HERPÈS TONSURANT

# ÉTUDES EXPÉRIMENTALES

## SUR L'IDENTITÉ DE

# L'HERPÈS CIRCINÉ

### ET DE

# L'HERPÈS TONSURANT

PAR

M. CH. BOUCHARD,

INTERNE DES HÔPITAUX DE LYON.

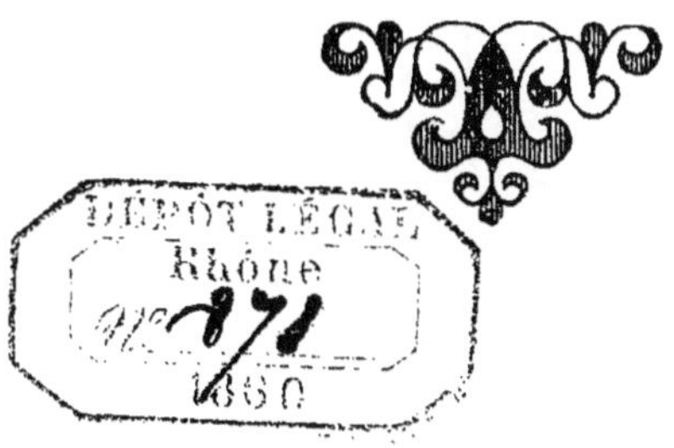


LYON.

IMPRIMERIE D'AIMÉ VINGTRINIER,

Quai Saint-Antoine, 35.

1860.

SUR L'IDENTITÉ DE

# DE L'HERPÈS CIRCINÉ

ET DE

# L'HERPÈS TONSURANT

---

L'étude des maladies parasitaires de la peau humaine qui, née d'hier, a déjà donné de si remarquables résultats, est redevable à la micrographie de ses premiers progrès. Mais le microscope est loin d'avoir fait pour elles tout ce qui était en son pouvoir. Il a signalé la cause, il l'a mal étudiée; je dois, toutefois, faire une exception pour l'acarus de la gale et l'achorion de la teigne faveuse. Le trichophyton entre autres est décrit d'une manière très-incomplète. Et c'est parce qu'on n'avait sur son anatomie que des données très-inexactes qu'on a attribué à des végétaux non seulement d'espèces, mais même d'ordres différents, les variétés de la maladie qu'il produit et qu'on désigne maintenant sous le nom de trichophytie.

C'est à l'observation clinique qu'on doit de pouvoir réunir aujourd'hui sous cette dénomination commune les trois formes principales de la maladie qu'on considérait autrefois comme autant d'espèces distinctes, l'*herpès circiné*, l'*herpès tonsurant* et le *sycosis*

C'est de l'herpès circiné et de l'herpès tonsurant que nous voulons principalement nous occuper aujourd'hui.

L'herpès tonsurant, décrit pour la première fois par Mahon, en 1829, sous le nom de teigne tondante, est, en 1844, l'objet d'un travail de M. Gruby, dans lequel ce micrographe assigne pour cause à la maladie un champignon que le suédois Malmsten désigne, en 1846, sous le nom de *trichophyton tonsurans*.

Le trichophyton, tel que le décrit Malmsten, et sa description est reproduite sans modification par les auteurs qui l'ont suivi et notamment par MM. Ch. Robin (*Histoire naturelle des végétaux parasites de l'homme et des animaux*, Paris, 1853), et Kuchenmeister (*Die in und an dem Kœrper der lebenden Menchen vorkommenden parasiten*, Leipzig, 1855), le trichophyton est un végétal uniquement composé de spores, il ne présente pas de tubes de mycelium, pas de tubes sporophores; seulement les spores peuvent se disposer bout à bout et former ainsi des tubes moniliformes ou tubes en chapelets. Le trichophyton n'a donc qu'un seul système, le système reproducteur. Le système végétatif, le mycélium manque. Nous verrons que cette assertion est erronée et que par conséquent les naturalistes devront changer la place du trichophyton dans les classifications. Une autre erreur répétée par les médecins et par les naturalistes, c'est que le trichophyton siége uniquement dans le poil. Nous verrons que c'est accessoirement et même accidentellement que le végétal siége dans la substance pileuse.

En 1850, M. Cazenave dit formellement dans son Traité des maladies du cuir chevelu que l'herpès tonsurant et l'herpès circiné sont des maladies de même nature ; mais pour lui, ce ne sont pas des maladies parasitaires.

En 1853, M. Bazin, qui admet la nature parasitaire de l'herpès tonsurant, se base sur la coïncidence fréquente de cette maladie avec l'herpès circiné et conclut à l'identité de nature, ainsi que l'avaient fait un an auparavant MM. Malherbe et Letenneur.

C'est l'observation clinique seule qui guide ces auteurs, le trichophyton n'est pas encore démontré directement dans l'herpès circiné.

En 1855, M. de Bærensprung rapporte une observation

d'herpès de la nuque siégeant en partie sur le cuir chevelu, en partie sur la peau à poils follets. En bas, cet herpès ne présentait que les caractères de l'herpès circiné, en haut dans la partie pourvue de cheveux c'était de l'herpès tonsurant.

Mais M. de Bærensprung ne constate pas l'identité des deux maladies seulement au point de vue clinique, il fait plus, il observe le végétal dans l'herpès circiné, il en donne même un dessin d'ailleurs fort incomplet. On en conclut immédiatement que l'herpès circiné est dû au trichophyton ; cependant le dessin de M. de Bærensprung ne ressemble rien moins qu'au trichophyton de Malmsten. Nous verrons bientôt à quoi tiennent ces contradictions apparentes. Quoi qu'il en soit, la nature parasitaire de ces maladies est dès lors incontestable. On admet peut-être avec trop de précipitation, et seulement en se basant sur des données cliniques, que de part et d'autre on a affaire au même végétal, qui peut bien être modifié par le terrain.

Les deux maladies étaient depuis longtemps réputées contagieuses, l'inoculation faite par M. Deffis, en 1856, ne laissait pas de doute à cet égard.

Il m'a paru intéressant à plus d'un titre de demander à l'expérimentation directe une confirmation des faits révélés par l'observation et une solution à des questions dont plusieurs n'avaient pas même été posées. Il fallait voir si le parasite de la teigne tonsurante inoculé sur une partie du corps recouverte de poils follets donnerait un herpès circiné. Cette expérience devait permettre de constater, ce qui n'avait pas encore été noté, la durée d'incubation du végétal, sa forme au début de son évolution, les modifications que le temps apporte à son anatomie, son siége et son mode de pénétration dans les différentes parties qu'il peut habiter.

Le 29 juillet 1859, j'ai fait sur mon bras droit une inoculation de teigne tonsurante qui a produit deux plaques d'herpès circiné figurées dans la planche VI de l'album de l'Antiquaille.

La matière de l'inoculation me fut fournie par un enfant de la division des teigneux (service de **M.** Gailleton), traité par les bandelettes depuis sept mois et demi pour une teigne tonsurante occupant presque toute la tête. Au début de la maladie, l'enfant avait présenté sur tout le corps de nombreux disques érythémateux. Le 29 juillet la maladie était encore loin de marcher vers la guérison. Les cheveux, examinés au microscope, étaient gorgés de trichophyton, leurs éléments étaient dissociés par la végétation cryptogamiqu qui se composait d'ailleurs uniquement de spores.

Je pris sur la pointe d'une lancette deux cheveux très-courts et présentant les altérations caractéristiques. J'appliquai la pointe de la lancette au niveau du poignet à la face dorsale ; mais réfléchissant que sur ce point le frottement et les lavages pourraient emporter la matière de l'inoculation, je n'enfonçai pas la lancette, je crus même n'avoir pas fait de piqûre, la pointe de l'instrument n'avait fait qu'effleurer l'épiderme. Je fis l'inoculation plus haut sur l'avant-bras et j'insérai obliquement sous l'épiderme les deux cheveux malades. Il ne s'écoula pas une goutte de sang.

La piqûre du poignet ne présenta rien qui pût arrêter mon attention ; celle de l'avant-bras amena dès le lendemain une légère inflammation. La loge épidermique où j'avais enfermé les cheveux s'emplit d'une sérosité qui se dessécha bientôt pour former une croûte. Cette croûte tomba le cinquième jour. Au-dessous le derme paraissait sain, il reprit rapidement l'apparence normale , et, jusqu'au neuvième jour, je crus que l'inoculation ne réussirait pas. Rien d'ailleurs n'avait encore paru au poignet.

Dans la matinée du 7 août, dix jours après l'inoculation, je vis apparaître sur l'avant-bras, au niveau de la seconde piqûre, une petite tache rose, irrégulièrement circulaire, sans élevure , disparaissant sous la pression du doigt pour reparaître bientôt après. Elle avait environ 7 millimètres de diamètre, elle était le siége d'un léger prurit.

Dans la soirée je vis au poignet, à l'endroit de la première inoculation, une autre tache rose plus diffuse, sans prurit.

Le lendemain 8, la tache de l'avant-bras est un peu plus grande, avec élevure du derme sur toute la surface et non pas spécialement sur les bords , l'épiderme semble un peu ridé. Pas de traces de vésicules, le prurit a disparu.

La tache du poignet s'étend irrégulièrement, sans prurit ni élevure. Rien dans sa disposition ne peut encore faire penser à l'herpès circiné.

Le 9, les taches se sont un peu agrandies tout en gardant les mêmes caractères que la veille.

Le 10, la tache de l'avant-bras, qui était un peu saillante, s'affaisse au centre, en conservant la coloration rose sur toute la surface. Les bords restent élevés. Un examen attentif fait à la loupe ne laisse apercevoir aucune vésicule.

La tache du poignet tend à devenir circulaire, les bords commencent à présenter sur certains points une légère élevure.

Les jours suivants, les deux plaques prennent franchement l'apparence générale de l'herpès circiné. Il y a un bourrelet circulaire, rouge. Le centre reste aussi congestionné et un peu élevé. Entre le centre et la circonférence une zone circulaire s'évide, devient blanche et semble présenter les caractères de la peau saine.

Le sixième jour de l'éruption, il commença à se produire de la desquamation sur le centre. Cette desquamation s'étend les jours suivants, envahit la zone évidée et arrive jusqu'au bourrelet circulaire.

Le huitième jour, le prurit reparaît, l'élevure des bords est plus marquée, l'examen à la loupe fait voir quelques vésicules très-petites sur plusieurs points du bourrelet dans chaque plaque herpétique. Le diamètre des deux disques est à peu près de 1 centimètre et demi.

J'avais bien évidemment affaire à des herpès circinés, la nature parasitaire de la maladie me fut démontrée par l'examen microscopique que je fis le cinquième jour de l'éruption. J'arrachai plusieurs poils et je constatai la présence du champignon.

Sur les poils que j'avais enlevés sans leur gaine épidermique, je vis seulement quelques spores à la surface, plus abondantes vers les points où le poil sort du derme, j'en vis pourtant quelques-unes sur le bulbe même. Les éléments végétaux n'avaient pas pénétré dans le poil, ils étaient tous à sa surface.

Si j'avais soin de détacher autour du poil l'épiderme au moment où il s'enfonce dans le canal pileux pour former la gaine épidermique, je voyais dans cette masse épidermique une végétation très-abondante, mais où les spores n'étaient qu'en très-faible quantité. Ce qui dominait, c'étaient des tubes. Ces tubes avaient le diamètre ordinaire des spores, ils variaient entre $0^m 004$ et $0^m 007$ de large. Leur longueur était quelquefois considérable, ils étaient flexueux, ramifiés, anastomosés. Sur quelques-uns on voyait des intersections à des intervalles inégaux. La plupart renfermaient des spores très-petites dans leur intérieur. Les tubes les plus gros étaient vides. Il n'y avait pas de tubes moniliformes.

J'avais pendant douze jours abandonné la maladie à elle-même. Le 18 août, jour où fut fait le dessin, j'épilai les deux plaques, et je fis à deux reprises des lotions au chloroforme dont l'action irritante rendit plus apparentes les vésicules du rebord. Puis de nouveau je laissai la maladie sans traitement.

Dès le lendemain l'éruption commence à pâlir, le bourrelet devient moins saillant.

Les jours suivants l'amélioration continue, la desquamation disparaît.

Le 22 août, quatre jours après l'application du chloroforme, la plaque herpétique de l'avant-bras semble guérie, il ne reste qu'une teinte un peu jaunâtre de l'épiderme, les poils arrachés ne reparaissent pas encore. Le disque du poignet, qui d'abord avait paru céder comme le premier, reprend sa marche envahissante, le centre s'évide, le bourrelet s'agrandit par la circonférence et redevient saillant.

Le 26 août, je commence à faire, matin et soir, une friction avec une pommade au turbith minéral, 50 centigr. pour 30 gr. d'axonge.

A partir de ce moment le disque du poignet reste limité à ce qu'il était déjà, ses bords s'affaissent, mais restent toujours un peu durs et saillants. Cet état stationnaire dure environ une semaine. Pendant ce temps les poils arrachés ont repoussé, mais ne trouvant plus d'orifices à l'épiderme ils s'insinuent obliquement entre les deux couches de la cuticule. Cet état des poils s'observe sur les deux plaques. Je découvre quelques-uns de ces poils et je les arrache. Ils ont perdu leur consistance, leur ténacité et leur élasticité. Au microscope, la substance pileuse comme pulpeuse ne semble pas composée de fibres, elle est remplie de spores qui sont actuellement les seuls éléments végétaux. On ne retrouve pas trace de tubes. La gaîne épidermique est saine.

Le 2 septembre, vingt-sept jours après le début de la maladie, quinze jours après l'épilation et l'application du chloroforme, deux ou trois jours après la réapparition des poils sous l'épiderme, il se forme cinq élevures papuleuses, trois sur la plaque du poignet, deux sur celle de l'avant-bras. Ces papules, rouges, ne disparaissent pas par la pression, siégent chacune au niveau d'un poil et s'accompagnent d'un prurit assez intense. Elles présentent bientôt tous les caractères du *lichen pilaris*

Au bout de deux jours, j'excorie la surface des papules et j'applique le chloroforme. Sous l'influence de cette seconde friction au chloroforme, non seulement le lichen disparaît, mais le bourrelet du poignet s'affaisse, et les deux plaques ne présentent bientôt plus d'anormal qu'une légère coloration brune, comme celle que laisse le vésicatoire et une altération du plus grand nombre des poils.

De nouveau je cesse tout traitement, les poils grandissent, se dégagent de l'épiderme qui les emprisonnait, quelques papules reparaissent autour des poils malades et disparaissent spontanément. J'observe aussi quelques pustules d'impétigo pilaris.

Après quinze jours d'inaction, j'arrache tant bien que mal les poils que je puis saisir et je fais une troisième lotion au chloroforme. A partir de ce moment rien ne vient plus attirer mon attention, les poils repoussent parfaitement sains, la peau ne présente rien d'anormal.

Si l'observation que je viens de rapporter tendait à prouver seulement que la teigne tonsurante est contagieuse et qu'elle détermine l'herpès circiné sur la peau à poils follets, elle n'offrirait guère qu'un intérêt de curiosité. Car ces faits ont déjà été établis par la clinique. Mais elle peut fournir des conclusions d'une nouveauté moins contestable.

D'abord pour les deux plaques herpétiques, la durée de l'inoculation a été de dix jours.

Le trichophyton que nous voyons dans la teigne tonsurante uniquement composé de spores ne nous apparaît alors que sous une de ses faces, puisque nous le voyons dans l'herpès présenter au début de son évolution un mycélium très-riche et des tubes sporophores. Mais ce mycélium, qui est le système végétatif, ne persiste pas indéfiniment, sa durée est limitée à un nombre de jours peu considérable. D'un autre côté, si le trichophyton ne présente presque que des tubes au début de l'herpès, ce n'est pas que la nature du terrain modifie la forme du végétal, puisque quelques jours plus tard on ne trouve plus que des spores. J'ai d'ailleurs eu l'occasion de constater qu'au cuir chevelu les choses se passent de la même façon. Au début, lorsque le végétal s'établit dans une région, il est presque uniquement constitué par le mycélium, mais bientôt on ne trouve plus que le système reproducteur.

Ce fait explique comment M. Gruby a pu voir des tubes végétaux dans la mentagre qui, comme on sait, est la trichophytie de la barbe, et comment il a pu admettre un *microsporon mentagrophytes* dans un temps où tous les naturalistes s'accordaient à dire que le trichophyton était uniquement composé de spores. On n'aura plus désormais à expliquer la prétendue illusion de M. Gruby par l'enroulement épidermique.

J'ai dit, contrairement à l'opinion émise par les auteurs les plus autorisés comme MM. Robin, Kuchenmeister, que le trichophyton ne siége qu'accessoirement et accidentellement dans la substance pileuse. Son siége essentiel est l'épiderme. C'est à la partie supérieure de la gaîne épidermique d'un poil qu'il germe et se développe. Ses éléments se ramifient dans les interstices des cellules pavimenteuses qui la constituent. Le mal peut même avoir fait des progrès considérables sans qu'aucun poil soit envahi. Le système végétatif siége exclusivement dans l'épiderme, le système reproducteur peut siéger dans la gaîne épidermique et dans la substance pileuse.

L'extension du mal ne se fait pas par inoculations successives des follicules, mais par propagation sousépidermique du végétal dont les tubes tracent entre les deux couches de la cuticule et vont en rayonnant avec la même rapidité dans tous les sens. C'est ce qui donne au mal sa forme nummulaire. Chaque jour les différents points de la circonférence sont équidistants d'un point central où le végétal a commencé à germer. Mais comme le système végétatif, qui est très-abondant dans la gaîne épidermique des poils, n'a qu'une durée éphémère, les plaques qui sont d'abord nummulaires se guérissent au centre, le mycélium disparait du centre à la circonférence et la portion évidée grandit constamment sans atteindre le bourrelet qui recule toujours. Telle est notre explication de la forme circulaire et circinée de l'herpès , forme que, jusqu'à ce jour, on avait considérée comme inexplicable. Elle résulte de la connaissance du mycélium, de son siége et de sa durée.

De tous les poils de l'économie , les cheveux seuls se laissent, d'ordinaire, envahir par le trichophyton. Dans la mentagre on voit bien dans des cas très-rares quelques poils de barbe blanchis et cassés par les spores qui ont pénétré entre leurs éléments. Les poils follets sont, d'une façon générale, respectés par le cryptogame. C'est ce qu'ont présenté mes deux herpès pendant un certain temps. Au début les poils étaient sains. Mais j'ai fait l'épilation. J'ai arraché des poils qui n'étaient pas altérés , j'ai laissé en place la gaîne épidermique qui était gorgée de végétal. Quelques spores ont pu pénétrer alors jusqu'au fond du follicule au contact du bulbe. Elles ont été englobées dans la substance pileuse au moment de la sécrétion, s'y sont multipliées et ont remonté avec elle vers la surface du derme où les poils ont présenté, comme je l'ai noté, toutes les altérations de la teigne tonsurante. Les éléments du poil tout formé étaient trop adhérents pour se laisser envahir par les spores , mais la substance pileuse , au moment de sa sécrétion, avait trop peu de cohésion pour s'opposer à la pénétration du végétal. Aussi, dût-on crier à l'hérésie , je crois être en droit de dire au nom de la théorie et de l'observation que l'épilation, doit être bannie du traitement de l'herpès circiné , parce qu'elle peut le transformer en herpès tonsurant, changeant ainsi une maladie bénigne en une maladie très-rebelle.

Une autre particularité de notre observation , c'est que les plaques d'herpès dans une période avancée ont donné du lichen et de l'impétigo pilaris. Il existe donc un *lichen pilaris* dû au trichophyton tonsurant , et il est probable que le *lichen circonscriptus* et le *lichen herpétiforme* qu'on observe assez souvent au poignet chez les mentagreux sont eux-mêmes des *lichens pilaris*. Ces lichens, d'ailleurs, sont contagieux ; on les a vus, par exemple, passer de la main de la nourrice aux fesses de l'enfant. Quant à la terminaison impétigineuse de la maladie, c'est la troisième période de M. Bazin. Je dois dire qu'on ne l'observe que rarement dans l'herpès circiné.

On peut s'étonner de voir le trichophyton se manifester par des éruptions si diverses. Il est loin, en effet, de se comporter comme le favus et la réaction inflammatoire qu'il détermine peut emprunter leur forme à toutes les lésions élémentaires.

La trichophytie, dans l'état actuel de la science, comprend l'*herpès nummulaire* et l'*herpès circiné*, à côté desquels je crois être en droit de placer l'*herpès en trainées* dont M. Devergie a cité une remarquable observation, et l'*herpès pemphigoïde* dont je me réserve de démontrer ailleurs la nature parasitaire. M. Bazin donne encore, et avec raison, comme une des variétés de la trichophytie sur la peau à poils rudimentaires le *lichen circonscriptus* ou *lichen herpétiforme*, près duquel je rangerai le *lichen pilaris*. Le *sycosis* avec toutes ses variétés, *pustuleux, tuberculeux, phlegmoneux, herpétiforme* appartient aussi à la trichophytie. Cette forme de la maladie que M. Bazin désigne sous le nom de teigne mentagre, doit être augmentée de deux individualités morbides dont je démontrerai la nature parasitaire dans une prochaine publication ; je veux parler de l'inflammation pustuleuse et ulcéreuse des follicules des vibrisses et d'une espèce de blépharite ciliaire qui coïncide souvent non seulement avec la mentagre de l'adulte, mais encore avec la trichophytie du cuir chevelu chez les enfants. Enfin les poils et les ongles peuvent se laisser envahir par le trichophyton, c'est l'*herpès tonsurant* et l'*onixis trichophytique* que Mahon, sous des noms différents, décrivait déjà en 1829. A cette liste déjà nombreuse, j'ajouterai un *impétigo primitif* dont je démontre l'existence et dont je fais l'histoire nosologique dans un travail actuellement sous presse.

Je dois dire en terminant quelques mots du traitement que j'ai employé. On a vu dans l'observation l'action immédiate et évidente du chloroforme qui m'a guéri après trois applications, quoique faites à des époques très-éloignées les unes des autres.

J'avais été témoin à l'Antiquaille de l'inefficacité des moyens ordinaires et j'étais convaincu que la teigne tonsurante ne guérit que par pustulation ou par alopécie, l'intervention de l'art étant le plus souvent illusoire. L'épilation, soit à la pince, soit par les bandelettes, est impossible, car les cheveux se cassent presque au niveau de la surface du derme. D'un autre côté, les moyens parasiticides ordinaires, pommades ou solutions aqueuses manquent des conditions physiques requises pour pénétrer jusqu'au fond du follicule et entre les éléments dissociés du cheveu.

Je me proposai de trouver un liquide de la plus grande fluidité possible, et qui pût mouiller à la fois l'épiderme et les corps gras qui sont entre les fibres longitudinales des poils. Il fallait de plus que ce liquide eût une action chimique sur les éléments végétaux. Le chloroforme me sembla remplir toutes ces indications. C'est le corps le plus fluide que nous possédions, il mouille l'épiderme et dissout les graisses, de plus il coagule très-énergiquement les matières azotées. Or la partie essentielle d'un élément végétal, d'une spore par exemple, ce n'est pas l'enveloppe de cellulose, c'est une membrane plus interne qu'on appelle utricule azotée.

C'est sur mon herpès que j'ai fait le premier essai de ce moyen. La disparition du disque de l'avant-bras après une première friction me démontra l'action parasiticide du chloroforme sur le système végétatif dans l'épiderme. L'heureuse influence des deux dernières frictions me prouva qu'il agissait aussi sur les spores contenues dans l'épaisseur des poils.

Les expériences se sont multipliées. J'ai, comme interne de M. Gailleton, appliqué souvent ce traitement à des herpès circinés et à des herpès tonsurants sans le concours de l'épilation. La guérison a été obtenue beaucoup plus rapidement que par tout autre moyen. Enfin M. Rollet a associé les frictions au chloroforme à l'épilation dans le traitement de la mentagre. Les résultats de ce traitement ont été très-satisfaisants.

Le chloroforme doit être employé pur et non incorporé dans une pommade. Les frictions ne doivent pas dépasser la durée de deux minutes ; elles peuvent être faites tous les jours.